Zähne preiswert und gut sanieren - Wo?

Wege aus der Kostenfalle Zahnersatz

von
Joe Appel

INHALTSVERZEICHNIS:

Warum schon wieder ein neues Buch? 4
Wenn der Gang zum Zahnarzt unvermeidbar
wird 9
Behandlungsmethoden für festsitzenden
Zahnersatz 12
1. Inlays/Onlays/Overlays 12
2. Kronen 14
3. Veneers 19
4. Brücken 21
5. Implantate 24
Heil- und Kostenpläne aus der Praxis 26
Auf der Suche nach einer preisgünstigen
Behandlung 28
Hilfreiche Gespräche 35
Aus der Fülle der Angebote auswählen 40
Urlaub und Zahnbehandlung in Ungarn 46
Mein Fazit 55
Exkurs: Heviz in Ungarn – ein Ort, der
fasziniert 61
Impressum 68

Warum schon wieder ein neues Buch?

Es gibt so viele Bücher zu allen möglichen Themen. Sie bieten alle vielfältigen Rat für eine Reihe von Problem des Alltags an. Ich habe jedoch nur ganz wenige Bücher gefunden, die sich dem Thema Zähne widmen. Das ist eigentlich verwunderlich, denn Zähne sind ein ganz wichtiger und ästhetischer Faktor unserer Persönlichkeit. Sie sind wie ein Schaufenster, das einen ersten sichtbaren Einblick gewährt. Sehr oft wird ein Mensch ja nach dem ersten Eindruck beurteilt und – wie wir alle wissen – dieser erste Eindruck ist nur schwer wieder zu korrigieren. Fehlende Zähne, Zahnverfärbungen, schiefe Zahnstellungen und Unebenheiten sind prägend und sehr langlebig. Kein Wunder also, dass das Thema Zähne für uns alle sehr wichtig ist, ob wir es nun wahrhaben wollen oder nicht.

Es ist deshalb umso verwunderlicher, dass es zu diesem wichtigen Thema nur sehr wenige Ratgeberbücher gibt, also Bücher, die nicht nur den medizinischen Aspekt erläutern und Behandlungsmethoden beschreiben, sondern die wirklich helfen, Entscheidungen zu treffen.

Normalerweise gehen wir zu einem Zahnarzt, den wir schon seit Jahren kennen. Einige gehen regelmäßig in seine Sprechstunden und haben auch ein Bonusheft, das die Behandlung dokumentiert. Andere – und dies dürfte die Mehrheit sein – scheut diesen als nicht sehr angenehm empfundenen Gang. Den Zahnarzt wechseln die wenigsten, denn er hat alle bisherigen Zahnprobleme behandelt, und die Krankenkassen haben fleißig den immer geringer werdenden Anteil übernommen. Den Restbetrag haben wir als unabwendbar eingeschätzt und stets leise murrend aus unserem Geldbeutel bezahlt. Dieser Eigenbeitrag ist jedoch ständig angestiegen und erreicht inzwischen Dimensionen, wie wir sie uns vor einigen Jahren noch nicht vorstellen konnten.

Das geht so lange gut und lässt sich irgendwie regeln, bis eine größere Korrektur oder ein Zahnersatz notwendig wird. Was dann? Was mache ich, wenn ich auf einmal einen Zahn verliere oder eine Krone brauche? Der Heil- und Kostenplan, den mir der Zahnarzt gibt, geht schnell in die Tausende – und die Krankenkassen zahlen seit der Reform des Jahres 2005 nur noch die Regelversorgung durch einen fixen Betrag, also nur das

Minimum. Das kann teuer werden, wenn ich nicht mit Amalgamfüllungen oder herausnehmbaren Prothesen zufrieden bin. Den restlichen Betrag für eine ästhetische Sanierung muss ich selber aufbringen, es sei denn, ich habe eine Zusatzversicherung.

Früher oder später steht deshalb jeder von uns vor diesem Problem. Glücklich ist derjenige, der rechtzeitig eine Zahnzusatzversicherung abgeschlossen hat. Aber die anderen, und das ist die Mehrheit von uns, zahlt aus der eigenen Tasche. Die Krankenkassen zahlen inzwischen nur die einfachsten „Reparaturen", alles andere wird unter der Überschrift „individuelle Verschönerung" abgehandelt und geht voll zu Lasten des Patienten.

Ich habe dieses Buch deshalb für all jene Zeitgenossen geschrieben, die sich in dieser Lage befinden: Der Heil- und Kostenplan liegt bei einigen Tausend Euro, und die Kassen zahlen nur einen kleinen Teil davon. Da die Zahnärzte mit ihren Patienten einen privatrechtlich bindenden Vertrag abgeschlossen haben und ihr Honorar auf ganz individueller Basis berechnen können, bin ich letztlich derjenige, der vertragsgemäß den Rest der Zeche zahlen muss.

Welche Möglichkeiten habe ich dann, um dieser Kostenfalle zu entkommen? Welche finanzierbaren Behandlungsalternativen gibt es? Wo finde ich Ärzte, die mir einen bezahlbaren Zahnersatz bieten? Was ist der sinnvollste Zahnersatz für mich?

Ich habe dieses Thema nach bestem Wissen recherchiert und Vorschläge erarbeitet, die praktisch und umsetzbar sind. Ich selber habe sie erprobt. In vielen Jahren eigener Erfahrung habe ich wertvolles Material gesammelt und ausgewertet – und das möchte ich hier präsentieren. Ich bin deshalb davon überzeugt, dem Leser dieses Ratgeberbuches gute, objektive und nützliche Hinweise und Entscheidungshilfen anbieten zu können.

Natürlich können meine eigenen Erfahrungen auch unterschiedlich bewertet werden und bei jedem von uns eine andere Entscheidung hervorrufen. Es handelt sich bei meinem Ratgeberbuch lediglich um Denkanstöße, Hilfen und eigene Erfahrungen, die dem Leser helfen können, Lösungen für seine individuellen Probleme zu finden und zu erarbeiten.

Natürlich kann ich keinerlei Haftung für die verschiedenen Konzepte, Ratschläge, Empfehlungen oder Ideen übernehmen, die hier entwickelt und besprochen werden. Ich biete jedoch praxiserprobte Vorschläge an, und der mündige Leser muss selber entscheiden, ob und was er davon umsetzen möchte.

Und jetzt wünsche ich viel Erfolg beim Lesen und Handeln!

München, Juli 2015

Joe Appel, Autor und Herausgeber

Wenn der Gang zum Zahnarzt unvermeidbar wird

Trotz bester Zahnpflege ist es nichts Ungewöhnliches, wenn Zähne trotzdem erkranken. Karies ist ein Dauerproblem bei fast allen Menschen unserer westlichen Zivilisationsgesellschaft. Füllungen oder Kronen müssen nach einigen Jahren erneuert werden, ebenso der festsitzende Zahnersatz. Der Gang zum Zahnarzt ist für die meisten von uns von frühester Jugend an nichts Ungewohntes, jedoch keinesfalls etwas Angenehmes.

Eine Frage treibt uns immer wieder um: Habe ich einen guten Zahnarzt? Wie teuer wird es diesmal wohl werden? Eine Frage kann schon vorweg eindeutig beantwortet werden: Gute Zahnärzte sollten immer dem obersten Ziel folgen, so viel Zahnsubstanz zu erhalten wie eben möglich ist. Sie sollten außerdem in der Lage sein, uns als Laien verschiedene Behandlungsmethoden und -alternativen deutlich zu benennen und verständlich zu erläutern.

Einen Zahnarzt, der dieses leistet, bezeichne ich zunächst einmal als empfehlenswert, denn er ist nicht schnell dabei, den Zahn zu ziehen, sondern legt Wert auf den Erhalt der Zahnsubstanz. Außerdem ist er in der Lage, mir den passenden Zahnersatz zu empfehlen und Alternativen zu benennen. Er sollte mir objektive Kriterien, sowie Vor- und Nachteile einer bestimmten Behandlungsmethode vorschlagen können, damit ich als Laie in der Lage bin, Entscheidungen, die mich betreffen, wirklich bestens informiert treffen zu können.

Der kostspieligste Zahnersatz ist natürlich der festsitzende, da er der hochwertigste und für den Patienten die bequemste Lösung ist. Gerade im Frontzahnbereich fallen fehlende Zähne unangenehm und störend beim Sprechen auf und beeinträchtigen die Kaufunktion. Auch aus optischen Gründen ist eine Abhilfe dringend erforderlich. Welche Möglichkeiten gibt es? Wie teuer sind sie und wie kann ich sie finanzieren?

Es gibt sie, die finanzierbaren Möglichkeiten! Zuerst möchte ich jedoch terminologisch klären, worüber wir sprechen, wenn wir von verschiedenem Zahnersatz sprechen. Dies sind die derzeit häufigsten Alternativen beim vollständigen oder partiellen Zahnersatz:

Behandlungsmethoden für festsitzenden Zahnersatz:

- *Inlays/Onlays/*
- *Kronen*
- *Veneers*
- *Brücken*
- *Impantate*

Welche Behandlungsmethode und welchen Zahnersatz soll ich wählen? Das hängt natürlich vom Grad der Zahnschädigung und natürlich auch vom Geldbeutel ab. Wichtig ist vor allem zu wissen, was sich hinter diesen verschiedenen Behandlungsmethoden verbirgt. Ebenso muss die folgende Frage geklärt werden: Welcher festsitzende Zahnersatz ist der für mich optimale und finanzierbare?

Behandlungsmethoden für festsitzenden Zahnersatz

1. Inlays/Onlays/Overlays

Manche Zähne sind so stark von der Karies zerstört, dass einfache Füllungen nicht mehr genügen. Dann kommen nur Inlays, Onlays oder Overlays als Zahnersatz in Frage.

Von einem präparierten Zahn wird ein Abdruck genommen und im Labor wird eine Füllung angefertigt, die anschließend in den Zahn eingesetzt wird. Die Randbereiche der Füllung liegen innerhalb der Kaufläche und die Zahnspitzen bleiben frei. Falls noch mehr Zahnsubstanz ersetzt und die Zahnspitze umschlossen werden muss, dann spricht man von einer Teilkrone oder Onlay (oder auch Overlay).

Inlays und Onlays gibt es aus Gold, Kunststoff oder Keramik. Aus ästhetischen Gründen werden Keramik-Inlays (Cerec-Inlay) bevorzugt, da sie sehr präzise und farblich angepasst werden können.

Inlays haben den Vorteil einer langen Lebensdauer. 10 Jahre und mehr sind keine Seltenheit.

Die GKV (Gesetzliche Krankenversicherung) hat diese Leistung nicht in ihrem Katalog, da es günstigere zahnmedizinische Alternativen dazu gibt. Da der Zahnarzt nur den Preis einer Amalgam-Füllung als vorgesehene Regelversorgung abrechnen kann, muss der Patient, der ein Inlay wünscht, den Eigenanteil selber zahlen. Dieser schwankt je nach Zahnarzt und Labor und liegt derzeit zwischen 250 und 750 Euro.

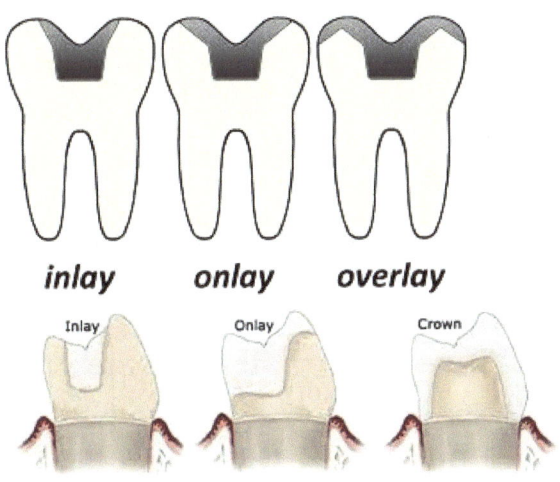

inlay   *onlay*   *overlay*

Abbildung 1: Inlay und Onlay

2. Kronen

Kurz gesagt: Eine Krone ist eine neue Hülle für einen kranken Zahn! Wenn der Zahn durch Karies so sehr zerstört ist, dass eine einfache Füllung oder die Reparatur mit einem Inlay nicht mehr möglich ist, dann kann die Form und Funktion des Zahnes mit einer Krone wiederhergestellt werden. Kronen werden auch eingesetzt, um größere Zahnlücken mit einer Brücke zu schließen (siehe nächstes Unterkapitel).

Die Krone gibt dem Zahn ausreichend Stabilität und seine ursprüngliche Form zurück. Im sichtbaren Zahnbereich sieht der überkronte Zahn je nach verwendetem Material sehr natürlich aus. Der Preis variiert je nach Art und Material: Vollkeramikkronen sind teurer als Metallkeramikkronen.

Eine Vollkeramikkrone ist die ästhetischste und langlebigste Lösung. Kein Material ist so körperverträglich und belastbar wie Keramik. Nur ein wirklicher Spezialist kann sie von natürlichen Zähnen unterscheiden. Der Nachteil ist jedoch der hohe Preis. Ihr ästhetischer Anspruch und ihr Kontostand entscheiden letztlich darüber, ob die Vollkeramik oder doch die Metallkeramikkrone in ihren Mund kommt.

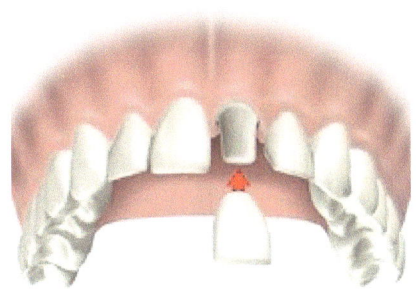

Abbildung 2: Frontzahn Krone

Metallkeramikkronen werden auch Verblend-kronen genannt. Es handelt sich dabei um Kronen, die im Innern mit einem Metallkern verstärkt und nach Außen hin mit Keramik verblendet sind. Seit vielen Jahrzehnten sind sie erprobt und weisen eine außerordentlich gute Stabilität auf. Darüber hinaus sind sie sehr haltbar.

Der große Vorteil der Metallkeramikkronen ist der Preis, verglichen mit einer Vollkeramikkro-ne. Die Preisspanne liegt zwischen 400 Euro und 1000 Euro, je nach Material (Keramik, Edelmetalle, Gold, NEM=Nicht Edelmetalle).

Die spannende Frage ist wie immer: Was zahlt die Krankenkasse? Mit wie viel beteiligt sie sich an den Kosten und wie hoch ist mein zu zahlender Eigenbeitrag?

Das hängt alles davon ab, ob ein Zahn im Sichtbereich oder im weniger sichtbaren, hinteren Zahnbereich liegt. Außerdem beeinflusst das sorgfältig geführte Bonusheft den Zuschuss der Krankenkasse.

Wenn zum Beispiel ein Backenzahn überkront werden soll, dann ist die Regelversorgung eine Vollgußkrone (NEM = Nicht-Edelmetall Aus-führung). Diese Ausführung kostet etwa 300 Euro. Der Festzuschuss der Krankenkasse liegt bei rund 120 Euro, den Rest muss der Patient selber tragen. Hinzu kommen dann noch die Arzthonorare, die je nach Faktor (kann zwi-schen 2,0 und 3,5 liegen) das ganze in die Höhe treibt.

Für den sichtbaren Frontbereich der Zähne steigt der Preis des Zahnersatzes hingegen auf etwa 400 Euro und der Festzuschuss erhöht sich natürlich ebenfalls, so dass der Patient noch rund 220 Euro selber dazu zahlen muss.

Eine Verblendung der weiter hinten liegenden Backenzähne, die ja weitgehend unsichtbar sind, ist eine Regelversorgung der Krankenkasse für eine Verblendung nicht vorgesehen. Das heißt: Wer hier eine Verblendung der Krone wünscht, muss sie aus seiner eigenen Tasche voll zahlen.

Natürlich kann das schnell zu einer Kostenfalle werden, vor allem, wenn es sich gleichzeitig um mehrere Zähne handelt. Für die Krankenkassen gilt das folgende Prinzip:

Wenn der Patient die Regelversorgung durch eine gleichartige, aber optisch schönere Versorgung wünscht, dann ist er sozusagen ein Privatpatient und der Zahnarzt rechnet auch nach der privaten Gebührenordnung (GO) ab, was sehr oft bedeutet, dass er den 3,5 fachen Satz verlangt.

Fazit: Eine Zahnsanierung kann zusammen mit den Material- und Laborkosen sehr schnell richtig teuer werden.

Bei der Regelversorgung, an der sich die Krankenkasse mit einem Zuschuss beteiligt, muss es sich um einen defekten und erhaltungswürdigen Zahn handeln, der eine Krone benötigt. Dies kann natürlich nur ein

Zahnarzt bestätigen und kann durchaus von dem Wunsch des Patienten abweichen, der von Ästhetik und Optik beeinflusst ist.

3. Veneers

Die ersten, die sich bereits in den Achtziger Jahren Veneers auf die Zähne kleben ließen, waren Filmstars, die mit ihren perfekten weißen Zähnen glänzten. Diese Veneers, die auch Verblend- oder Keramikschalen genannt werden, sind bis heute in der kosmetischen Zahnheilkunde ein fester Bestandteil.

Sie haben einen großen Vorteil, da sie sehr lange auf den Schalen haften bleiben und sich nur selten lösen. Der Preis liegt etwa im Bereich von Vollkeramikkronen, also im sehr hohen oberen Segment.

Schönheitsfehler an den Zähnen können damit ausgeglichen werden, etwa bei größeren Abständen zwischen den Zähnen, bei Fehlstellungen, abgebrochenen Zähnen oder Rissen an den Zähnen.

Da es sich hier ausschließlich um Schönheitsfehler handelt und nicht um eine Regelversorgung, zahlt die Krankenkasse nichts dazu.

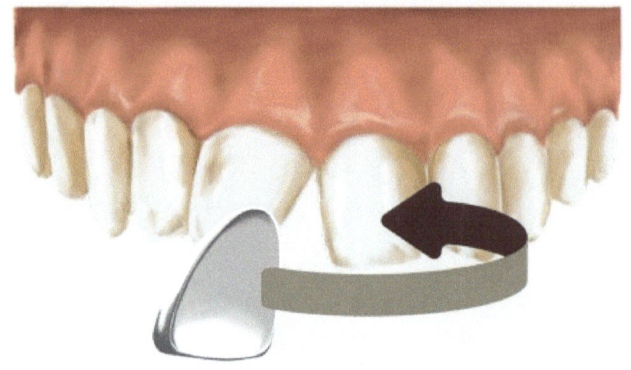

Abbildung 3: Veneer eines Frontzahnes

4. Brücken

Zahnbrücken werden verwendet, um Zahnlücken zu schließen. Dadurch können fehlende Zähne ersetzt und auch Fehlstellungen der Kiefer ästhetisch verschönert werden.

Lücken im Gebiss wirken nicht sehr sympathisch und deshalb sollten sie so schnell wie möglich geschlossen werden. Dazu gibt es folgende drei Möglichkeiten:

- Ein herausnehmbarer Zahnersatz
- Eine Zahnbrücke
- Ein Zahnimplantat

Eine Brücke wird von den angrenzenden Zähnen getragen und kann einen oder mehrere fehlenden Zähne ersetzen. Die Nachbarzähne müssen jedoch gesund und stabil sein, damit die Zahnbrücke haften kann.

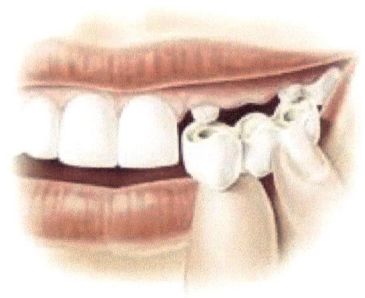

Abbildung 4: Dreigliedrige Brücke

Die Kosten schwanken auch hier beträchtlich. Eine dreigliedrige, voll verblendete Brücke kostet etwa 1400 Euro (Zahnarzthonorar und Laborkosten). Die Krankenkasse zahlt einen Festzuschuss von etwa 520 Euro (hängt vom Führen des Bonusheftes ab), so dass ein voraussichtlicher Eigenanteil von etwa 880 Euro bleibt.

Wovon hängen die Preise einer Zahnbrücke ab? Es sind verschiedene Faktoren, die darauf Einfluss haben und eine drei- oder viergliedrige Brücke leicht zwischen drei- und viertausend Euro kosten lassen. Dies sind einige der verschiedenen Einflussfaktoren:

- ✓ Der behandelnde Zahnarzt beeinflusst die Kosten durch seinen Honorarsatz

- ✓ Mit welchem Zahntechniker und --labor arbeitet der Zahnarzt?

- ✓ Art und Material der Zahnbrücke

- ✓ Wie ist das Bonusheft geführt?

5. Implantate

Zahnimplantate sind künstliche Zahnwurzeln, die direkt im Kieferknochen verankert werden. Nach einer Heilphase, die einige Monate dauern kann, werden dann auf diesen künstlich implantierten Zahnwurzeln die Krone oder Brücke befestigt.

Die fehlende Zahnwurzel wird also künstlich durch das Implantat ersetzt. Ein Implantatkörper, der entweder aus Titan oder Keramik besteht, wird im Knochen verankert. Ein Verbindungsstück dient dazu, nach einer bestimmten Heilphase eine Krone oder Brücke darauf zu befestigen. Der Zahnersatz ist ein „implantatgetragener" Zahnersatz, und damit die körpereigenste und eleganteste Lösung eines fehlenden Zahnes – allerdings auch die teuerste.

Die Vorteile dieses implantatgetragenen Zahnersatzes liegen auf der Hand:

- Ästhetik, denn der Zahnersatz ist nicht erkennbar

- Normales Kauen, Lachen und Sprechen – wie mit eigenen Zähnen

- Implantate sind stabiler als bekannte Alternativen

- Die Belastung der Kieferknochen ist gering; Knochenabbau findet nicht statt

- Die Lebensdauer sorgfältig gepflegter Zähne ist fast unbegrenzt

Der Nachteil muss allerdings auch erwähnt werden:

Keine gesetzliche Krankenkasse zahlt die Implantate! Die Preise schwanken beträchtlich zwischen 2500 Euro pro Implantat und höher....Das macht es dann doch recht teuer, vor allem, wenn mehrere Implantate benötigt werden.

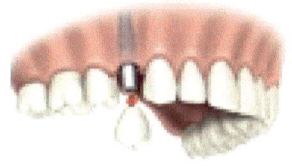 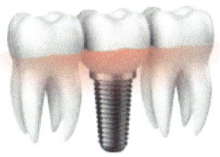

Abbildung 5: Implantat

Heil- und Kostenpläne aus der Praxis

Wie schaut eigentlich ein Heil- und Kostenplan aus, den mir ein Zahnarzt gibt und den ich dann zur Genehmigung meiner Krankenkasse einreichen muss (und zwar vor Beginn der Behandlung!)?

Ich füge hier einen Standard-HKP (Abkürzung für Heil- und Kostenplan) bei, wie er von Zahnärzten erstellt wird und der Kasse vorzulegen ist.

Der HKP enthält Angaben des Zahnarztes zum Zustand der Zähne, zur Art des geplanten Zahnersatzes sowie Angaben über Zuschüsse der Krankenkasse und die Kostenplanung.

Abbildung 6: Heil- und Kostenplan

Name der Krankenkasse

Name, Vorname des Versicherten

geb. am

Kassen-Nr.   Versicherten-Nr.   Status

Vertragszahnarzt-Nr.   VK gültig bis   Datum

Erklärung des Versicherten

Ich bin bei der genannten Krankenkasse versichert.
Ich bin über Art, Umfang und Kosten der Regel-,
der gleich- und andersartigen Versorgung aufgeklärt
worden und wünsche die Behandlung entsprechend
dieses Kostenplanes.

Datum/Unterschrift des Versicherten

Heil- und Kostenplan

Hinweis an den Versicherten:
Bonusheft bitte zur Zuschussfestsetzung beifügen.

I. Befund des gesamten Gebisses/Behandlungsplan   TP = Therapieplanung   R = Regelversorgung   B = Befund

Art der Versorgung

TP
R
B

| 18 | 17 | 16 | 15 | 14 | 13 | 12 | 11 | 21 | 22 | 23 | 24 | 25 | 26 | 27 | 28 |
| 48 | 47 | 46 | 45 | 44 | 43 | 42 | 41 | 31 | 32 | 33 | 34 | 35 | 36 | 37 | 38 |

B
R
TP

Bemerkungen (bei Wiederherstellung Art der Leistung)

Der Befund ist bei Wiederherstellungs-maßnahmen nicht auszufüllen!

II. Befunde für Festzuschüsse

Befund Nr.1 Zahn/Gebiet 2 Anz. 3

(Spalten 1-3 vom Zahnarzt auszufüllen)

IV. Zuschussfestsetzung

Betrag Euro   Ct

Die Krankenkasse übernimmt die neben-
stehenden Festzuschüsse, höchstens
jedoch die tatsächlichen Kosten.
Voraussetzung ist, dass der Zahnersatz
innerhalb von 6 Monaten in der vorgesehenen Weise eingegliedert wird.

Datum, Unterschrift
und Stempel der Krankenkasse

Hinweis:
__% Vorsorge-Bonus ist bereits in den
Festzuschüssen enthalten.

Es liegt ein Härtefall vor.

Unfall oder Unfallfolgen/
Berufskrankheit   Interimsversorgung

Versorgungsleiden   Immediatversorgung   Alter bzw.

Unbrauchbare
Prothese/Brücke/Krone

Jahre   NEM

Erläuterungen

Befund Kombinationen sind zulässig
a = Adhäsivbrücke (Anker, Spanne)
b = Brückenglied
e = ersetzter Zahn
ew = ersetzter, aber
     erneuerungsbedürftiger Zahn
f = fehlender Zahn
i = Implantat mit intakter
     Suprakonstruktion
ix = zu entfernendes Implantat
k = klinisch intakte Krone
kw = erneuerungsbedürftige Krone
pw = erhaltungswürdiger Zahn mit
     partiellen Substanzdefekten

f = Wurzelstiftkappe
fw = erneuerungsbedürftige
     Wurzelstiftkappe
sw = erneuerungsbedürftige Supra-
     konstruktion
t = Teleskop
tw = erneuerungsbedürftiges
     Teleskop
ur = unzureichende Retention
ww = erhaltungswürdiger Zahn mit
     weitgehender Zerstörung
x = nicht erhaltungswürdiger Zahn
X = Lückenschluss

Behandlungsplanung
A = Adhäsivbrücke (Anker, Spanne)
B = Brückenglied
E = zu ersetzender Zahn
H = gegossene Halte-
    und Stützvorrichtung
K = Krone
M = Vollkeramische oder keramisch
    voll verblendete Restauration

O = Geschiebe, Steg etc.
PK = Teilkrone
R = Wurzelstiftkappe
S = Implantatgetragene
    Suprakonstruktion
T = Teleskopkrone
V = Vestibuläre Verblendung

vorläufige Summe ▶
Nachträgliche Befunde:

III. Kostenplanung   1 Fortsetzung Anz. 1 Fortsetzung Anz.

1 BEMA-Nrn. Anz.

Euro   Ct

2 Zahnärztliches Honorar BEMA:

3 Zahnärztliches Honorar GOZ:
  (geschätzt)

4 Material- und Laborkosten:
  (geschätzt)

5 Behandlungskosten insgesamt:
  (geschätzt)

Datum/Unterschrift des Zahnarztes

V. Rechnungsbeträge (siehe Anlage)   Euro   Ct

1	ZA-Honorar (BEMA siehe III)
2	ZA-Honorar zusätzl. Leist. BEMA
3	ZA-Honorar GOZ
4	Mat.- und Lab.-Kosten Gewerbl.
5	Mat.- und Lab.-Kosten Praxis
6	Versandkosten Praxis
7	Gesamtsumme
8	Festzuschuss Kasse
9	Versichertenanteil

Gutachterlich befürwortet
☐ ja   ☐ nein   ☐ teilweise

Eingliederungs-
datum:

Herstellungsort bzw. Herstellungsland
des Zahnersatzes:

Der Zahnersatz wurde in der vorgesehenen
Weise eingegliedert.

Bei Handbeschriftung unbedingt in Blockschrift schreiben

Anschrift des Versicherten

Datum/Unterschrift und Stempel
des Gutachters

Datum/Unterschrift des Zahnarztes

27

Auf der Suche nach einer preisgünstigen Behandlung

Gerne berichte ich nun darüber, wie ich eine hervorragende Alternative zu einer sehr teuren Zahnsanierung fand.

Ich bin in einer Privatversicherung nach dem Standardvertrag versichert. Das bedeutet, dass die Leistungen genau denen der gesetzlichen Versicherungen entsprechen. Das hat leider für mich die Folge von sehr hohen eigenen Zuzahlungen.

Vor ein paar Jahren hatte ich ein Zahnproblem im hinteren Backenzahnbereich. Der Zahn musste gezogen werden und eine dreigliedrige Brücke wurde mir vom Zahnarzt empfohlen. Die Kosten beliefen sich auf knapp viertausend Euro. Von meiner Versicherung habe ich etwa eintausendzweihundert Euro zurückerhalten. Den Rest musste ich letztendlich selber zahlen. In diesem Falle lag er immerhin bei weit über zweitausend Euro.

Vor zwei Jahren bemerkte ich, dass einer meiner Schneidezähne, also ein Frontzahn, anfing zu wackeln. Er wurde immer länger und ich konnte allmählich erahnen, dass er mir irgendwann in naher Zukunft in der Semmel stecken bleiben wird oder in die Suppe fallen könnte. Also beschloss ich, verschiedene Zahnärzte zu konsultieren. Das Ergebnis war nicht „vergnügungssteuerpflichtig".

Der Zahnarzt, bei dem ich regelmäßig in Behandlung war, schlug sofort ein Zahnimplantat vor. Er meinte, die Kosten würden sich um die dreitausend Euro bewegen. Zweit- und Drittmeinungen einzuholen schienen mir notwendig, obwohl das ziemlich zeitaufwändig ist. Also marschierte ich zu verschiedenen Zahnärzten, die mir von Freunden und Bekannten empfohlen wurden. Das ganze war dann eine Erfahrung, die mich sehr nachdenklich stimmte und Frustration auslöste.

Drei verschiedene Zahnärzte sprachen grundsätzlich nur von Implantaten. Die Kostenvoranschläge bewegten sich zwischen viereinhalb- und knapp achttausend Euro. Mir wurden immer zwei Rechnungen vorgelegt: Eine des behandelnden Zahnarztes, der dann jeweils einen Chirurgen bzw. Implantologen hinzuzog, der seinerseits wiederum seine Liquidation präsentierte. Mir schienen fast alle Kostenvoranschläge, die ich erhalten hatte, sehr überzogen zu sein.

Natürlich hatte ich sofort die diversen Heil- und Kostenpläne meiner Krankenversicherung vorgelegt. Ich bekam jedes Mal eine Antwort, die mich frustrierte: Die Kosten eines Implantats werden bei einem gesetzlich Versicherten nicht übernommen, es sei denn, es handele sich dabei um ein zahnlosen Kiefer.

Ein Hoffnungsschimmer bot dann ein Schreiben der Versicherung. Sie teilte mir mit, dass sie bei einem HKP, der kein Implantat, sondern eine alternative Brückenlösung vorsieht, diese nach der Regelversorgung abrechnen könne, auch wenn ich mich für ein Implantat entschlösse. Das war durchaus positiv zu werten, jedoch würde meine Belastung, also mein Eigenbeitrag, erheblich sein. Ich habe nicht aufgegeben und suchte weiter nach bezahlbaren Alternativen.

Ich sah zufällig eine Fernsehsendung zu diesem Thema. Dort wurde eine discounterähnliche Zahnarztkette lobend erwähnt. Diese Zahnarztkette versprach Zahnersatz ohne Zuzahlung. Also: nichts wie hin!

Mein Besuch dort war sehr angenehm. Ich erläuterte klar und deutlich, dass ich zwar Privatpatient sei, aber die Versicherung nur GKV-Leistungen mir gegenüber erbringe und ich deshalb nach dem Standardvertrag behandelt werden möchte. Der sehr freundliche Zahnarzt schlug mir vor, zwei Implantate für die beiden Frontzähne zu setzen. Mein Hinweis, dass der andere Schneidezahn doch völlig gesund sei, ignorierte er und meinte, mit der Zeit wird der auch brüchig werden.

Ich hatte schlaflose Nächte, denn ich schickte den alternativen HKP auf der Basis einer hypothetischen Brückenlösung an meine Versicherung. Sie sagte mir zu, sich mit ungefähr eintausend Euro daran zu beteiligen, so meine Berechnung. Die beiden Implantate würden etwa viertausend Euro kosten, also blieb mir noch eine Eigenbelastung von rund dreitausend Euro. Ich war bereit, in den sauren Apfel zu beißen, obgleich mir der Gedanke überhaupt nicht gefiel, einen intakten Zahn ziehen zu lassen, um ihn durch ein Implantat zu ersetzen.

Mein Bauchgefühl änderte sich nicht. Auch als ich bereits auf dem Behandlungsstuhl saß, war dieses komische Gefühl immer noch vorhanden. Da auch dieser Zahnarzt kein Implantologe war, kam ein Zahnchirurg dazu, der nun die Zähne ziehen wollte. Ich kann gar nicht beschreiben, wie seltsam mir zumute war. Dieser Chirurg zog an dem intakten Frontzahn herum und wollte gerade die Betäubungsspritze setzen, als ich kurz entschlossen die Reißleine zog: Ich erklärte den beiden Herren nebst anwesenden und verdutzt dreinschauenden Helferinnen, dass ich die Behandlung abbrechen möchte. Ich hab es mir doch anders überlegt und möchte den intakten Zahn nicht entfernen lassen.

Alle schauten mich konsterniert an und konnten es nicht glauben. Der Zahnarzt behielt die Fassung und sagte mir, dass ich natürlich die bisher entstandenen Kosten tragen müsse, vor allem, das bereits vorhandene Provisorium. Damit war ich einverstanden und war überaus glücklich und froh darüber, dass ich diese last-minute-Entscheidung, die sehr panikartig gewirkt haben mag, getroffen hatte. Mein Bauchgefühl hatte sich durchgesetzt!

Nun stand ich wieder da: Der Zahn wackelte immer noch und eine Lösung des Problems war weit und breit nicht in Sicht. Ich glaube auch, dass ich es mir mit einigen Zahnärzten verdorben hatte. Ich spielte auf Zeit, obwohl die deutlich ablief.

Ende letzten Jahres fuhr ich für fast drei Monate nach Antigua / Guatemala. Ich habe dort sehr liebe Freunde, die nicht müde wurden, mich einzuladen. „Entflieh doch dem europäischen Schmuddelwinter! Komm rüber nach Antigua! Hier ist es herrlich!" – Das war die Botschaft meiner Freunde, die ich schon so oft von ihnen gehört habe.

Diesem Ruf folgte ich dann schließlich Anfang des Jahres. Im Stillen hatte ich gehofft, dass es dort wohl auch Zahnärzte gibt, die deutlich billiger sein würden als unsere. Sofort nach meiner Ankunft fing ich an, nach Dentisten Ausschau zu halten. Mir wurde auch von allen Seiten ein Dentist genannt, der gut und preiswert sein solle. Ich dachte mir, mit einer Zahnreinigung kann noch nichts falsch gemacht werden und dann kann ich mit ihm auch über meinen Problemzahn sprechen.

Die Zahnreinigung war in der Tat sehr gründlich, aber auch gewöhnungsbedürftig. Der Zahnarzt machte es selber und hatte so etwas Ähnliches wie ein Miniatur-Sandstrahlgerät in seiner Hand. Mein Gesicht sah hinterher etwas weiß eingefärbt aus, auch der

Rachen fühlte sich sandig und salzig an. Aber die Zähne waren ordentlich und gründlich gereinigt worden. Natürlich bemerkte er den wackeligen Zahn. Als ich ihn nach seiner professionellen Einschätzung fragte, meinte er, dass er einen Stift in die Wurzel einsetzen würde, und darauf dann den Zahn. Das ganze würde etwa tausend Euro kosten. Das war die bis dahin preiswerteste Variante – aber auch eine, der ich nicht recht trauen wollte. Da mein Kiefer durch den Wackelzahn bereits paradontös war, hatte ich Zweifel daran, ob ein Stiftzahn einen herzhaften Biss in eine Schweinshaxensemmel jemals überleben würde.

Also: wieder kein Ergebnis. Meine Frustration stieg gewaltig an, denn irgendwie hatte ich gehofft, dass ich in Antigua mein leidiges Zahnproblem lösen könnte.....

Hilfreiche Gespräche

Nachdem ich wieder aus Guatemala zurück war, besuchte ich meine nicht weit entfernt wohnenden Verwandten. Eine bereits langfristig geplante Familienfeier war der Anlass für unser Zusammenkommen. Es bot sich mir auch eine gute Gelegenheit, um über meine Reise und Erfahrungen zu sprechen und die vielen schönen Geschenke, die ich dort gekauft hatte, zu verteilen. (Falls sich ein Leser für meinen bebilderten Reisebericht interessiert, dann empfehle ich sehr meine bei Amazon als ebook und auch als Taschenbuch erschienenen Bücher: **„Grüße aus Antigua – Eine Reise in ein fernes Land"**). Und dies ist der Link dazu:

http://www.amazon.de/Gr%C3%BC%C3%9Fe-aus-Antigua-Reise-fernes-ebook/dp/B00RF6D3Z6/ref=pd_sim_sbs_351_1?ie=UTF8&refRID=1QWNRH3DGJFXPYBH32HG

Die etwas kürzere Fassung dieses Buches trägt den Titel: **„So schön ist es in Antigua – Ein Reisebericht mit unvergesslichen Bildern"**. Dies ist der Link dazu:

http://www.amazon.de/sch-n-ist-Antigua-Reisebericht-unvergesslichen-ebook/dp/B00V0CTJO0/ref=tmm_kin_title_0?_encoding=UTF8&sr=8-1&qid=1436003825

Einer meiner Cousins sah meinen wieder etwas länger gewordenen Frontzahn und fragte mich, wann ich den endlich behandeln und ersetzen lasse. Er erzählte uns, dass er selbst zwei fehlende Backenzähne gehabt habe, die er in Ungarn behandeln ließ. Bei einem Spezialisten bekam er zwei Sofortimplantate für insgesamt zweitausend Euro. Er sei hoch zufrieden mit der Qualität und Patientenorientierung.

Ganz interessiert hörte ich natürlich zu und stellte Fragen zu Sofortimplantaten, die mir bis dahin unbekannt waren. Bereitwillig gab mir mein Cousin Auskunft und die Website des Zahnarztes in Heviz, Ungarn. Ich hatte von diesem Ort am Plattensee (Balaton) noch nie etwas gehört – was mir fast als Bildungslücke ausgelegt wurde, da es sich hierbei um einen bekannten Kur- und Badeort handelt.

Ich wollte genau wissen, wie es denn dort sei und wie die Anfahrtsmöglichkeiten sind, für den wahrscheinlichen Fall, dass es bei mir irgendwann ein Problem geben könne. Mein Cousin sagte mir, es gäbe eine 5-Jahres-Garantie auf Zahnersatz jeglicher Art. Außerdem haben die meisten Zahnkliniken in Ungarn auch Vertragsärzte in Deutschland, so dass es dort im Falle von auftretenden Komplikationen auch Ansprechpartner gibt.

Das Implantat, das ich in seinem Mund gesehen habe, sah sehr gut aus. Es war ihm bereits vor einem Jahr eingesetzt worden, und zwar innerhalb einer Woche. Das Implantat ist ein Schweizer Patent; jedoch ist es noch nicht so lange auf dem Markt. Dieses Sofortimplantat wurde ausreichend getestet und vielfach erprobt und wird bereits breitflächig eingesetzt.

Ich war begeistert von seinem Bericht und wollte unbedingt mehr wissen. Auch meine Frage nach dem Reiseaufwand und Aufenthalt hat mir mein Cousin schlüssig beantwortet.

„Sieh das doch als einen Urlaub an! Während du dich im größten natürlichen Mineralsee der Welt erholst und massieren lässt, werden dir so nebenbei die Zähne saniert".

„Wie lange dauert denn ein normaler Aufenthalt in Heviz? Wenn ich all die Zusatzkosten hinzu zähle, dann kann ich ja gleich die hohe Zahnarztrechnung zu Hause bezahlen, ohne dass ich eine lange Anfahrt und teuren Aufenthalt dort habe", war mein Einwand, den er jedoch entkräften konnte:

„Nein, der Aufenthalt ist nicht teuer. Diese Dentalkliniken vermitteln Ferienwohnungen, die zwischen zwanzig und dreißig Euro am Tag liegen, Frühstück eingeschlossen. Die Massagen kannst du dir von deinem Arzt verschreiben lassen und mit deiner Versicherung abrechnen".

„Geht das denn, das ist ja in Ungarn? Was hat deine Versicherung dazu gesagt?"

„Natürlich geht das. Ungarn ist Teil der EU. Und du kannst deine Behandlung völlig frei innerhalb der EU wählen, so wie du das ja auch ganz frei innerhalb Deutschlands machen kannst. Du hast die freie Arztwahl! Hier siehst du einmal ganz praktisch den Vorteil der Europäischen Union".

„Und wie oft musst du dort hin und wie lange dauert das jedes Mal?" war meine ängstliche Frage.

„In der Regel dauert das eine Woche – dann hast du alles drin - in deinem Mund. Vielleicht musst du noch mal für eine Woche hin, das hängt davon ab, was du machen lässt. Ich war nur insgesamt eine Woche da – und alles war erledigt. Meine Frau und ich haben dort Urlaub gemacht und nebenbei unsere Zähne sehr preiswert sanieren lassen. Für immerhin rund siebzig Prozent weniger als wir dafür in Deutschland bezahlt hätten".

Ich war begeistert und konnte es kaum glauben. Als ich wieder zu Hause war, habe ich mich sofort an meinen Computer gesetzt und gegoogelt und gesucht: Heviz, Zahnärzte Ungarn, Implantate in Ungarn, Kostenübernahme durch Versicherung innerhalb EU....

Es war kaum zu glauben, aber das Angebot war atemberaubend und die Suche war meine aufregendste Lieblingsbeschäftigung an vielen Abenden.

Aus der Fülle der Angebote auswählen

Schnell hatte ich den Überblick verloren, denn das Angebot an günstigen Zahnärzten und Dentalkliniken in Ungarn ist fast unüberschaubar. Nach welchen Kriterien soll ich nun vorgehen? Ich schaute mir die Bewertungen an und die optische Aufmachung der verschiedenen Webseiten, ebenso ob sie die Zahnbehandlung verständlich erklären konnten. Ich hielt nach dem berühmten Haken Ausschau und habe die Nadel im Heuhaufen gesucht....jedoch habe ich nichts gefunden!

Letztendlich bin ich dann bei zwei Dentalkliniken „hängengeblieben." Die eine ist die Gelencsér Dental Zahnklinik mit eigenen Labors in Heviz und die andere ist die mit ihr verbundene Zahnklinik in Budapest, die sich selbst als die Preis-Leistungs-Alternative in Ungarn anpreist.

Dies sind die Links zu den beiden Webseiten:

http://zahnarzt-ungarn-heviz.de/

http://www.zahnklinik-ungarn.de/zahnkliniken-in-ungarn.php

Ich habe die Informationen, die ich dort erhielt, sehr gründlich studiert. Mit großer Freude habe ich bemerkt, dass sie eigene Labors haben. Das erleichtert alles und das ist auch der Grund dafür, warum die Arbeiten im Mund so schnell innerhalb einer Woche erledigt werden können. Die Zahnabdrücke müssen nicht zeitraubend weggeschickt und dann wieder zurückgeschickt werden. Sie werden nur eine Etage höher ins Labor und zu den zahlreichen Zahntechnikern gebracht, und in einer Stunde sind sie wieder im Behandlungsraum. Oder – wie es mir passiert ist – ich gehe selbst mit dem Arzt eine Etage höher zu einem Zahntechniker, der sich die Farbe im Tageslicht ansieht und vergleicht und mir einen Farbton vorschlägt. Die direkte Kommunikation mit dem Zahntechniker fand ich sehr beruhigend.

Besonders interessant und aufschlussreich sind die angegebenen Kosten, die für unterschiedlichen Zahnersatz berechnet werden. Dies ist fast sensationell und eine absolute Preis-Leistungs-Alternative zu jeder zahnärztlichen Behandlung im „Honorarparadies" Deutschland. Die folgende Tabelle lädt zum „Genießen" ein und ist eine Quelle großer Freude für mich und hoffentlich auch für den Leser:

Kosten einer Zahnbehandlung in Ungarn

Art des Zahnersatzes	Preis in Ungarn	Rückerstattung Krankenver- sicherung	Eigenanteil
Inlay / Onlay / aus Keramik	345,00 Euro		
Metallkeramik Krone	250,00 Euro	160,00 Euro	90,00 Euro
Vollkeramik Krone	450,00 Euro		
Veneer pro Zahn *Keramikschale*	345,00 Euro		
Brücke: *Preis je Brückenglied*	250,00 Euro	160,00 Euro	90,00 Euro
Implantat pro Zahn *je nach Material ab*	700,00 Euro		

Abbildung 7: Kostenübersicht Zahnbehandlung

Nach der Lektüre der anfallenden Kosten (Nettokosten, ohne dass es irgendwelche Zusatzkosten oder versteckte Kosten oder weitere Honorare für den Arzt gibt) beschloss ich sehr euphorisch, es einmal mit der Genlecsér Dental in Heviz zu probieren. Ich habe das Kontaktblatt auf der Webseite ausgefüllt und hingeschickt.

Am nächsten Tag hatte ich schon die Antwort in meiner Inbox: Die Klinik nannte mir eine Vertrags-Zahnärztin in meiner Nähe mit allen erforderlichen Kontaktadressen und bat mich, dort einen Termin zur Erstuntersuchung zu vereinbaren. Das klappte alles hervorragend und innerhalb weniger Tage saß ich schon auf dem Behandlungsstuhl bei einer Münchner Zahnärztin mit ungarischen Wurzeln. Sie schaute sich alles an, machte eine Panorama-Röntgenaufnahme, besprach das Ergebnis mit mir und schickte dann ihre Empfehlung nach Heviz in die Dentalklinik, von dort würde ich dann einen HKP erhalten.

Was mich wirklich beeindruckte war ihr Vorschlag, was mit dem wackeligen Frontzahn geschehen solle. Der Kieferknochen sei bereits sehr von Paradontose geschwächt, so dass sie kein Implantat empfehlen kann. Sie schlägt – auch aus Gründen der Gesichtssymmetrie – eine viergliedrige Brücke vor. Der Wackelzahn solle gezogen werden und mit dem links davon stehenden und den beiden rechts liegenden mit einer festen Brücke verbunden werden.

Im hinteren Backenzahnbereich fehlen schon seit Jahren zwei Zähne. Das war aus meiner Sicht zu verschmerzen. Aber die Zahnärztin empfahl hier zwei Implantate, da auf Dauer die Zahnstellung der anderen Zähne gefährdet sein könnte. Auch die Optik und Ästhetik würde gewinnen, denn das gesamte Zahnbild wäre wieder perfekt hergestellt.

Es dauerte wiederum nur Tage und ich hatte einen Heil- und Kostenplan von der Gelencsér Dentalklinik aus Bad Heviz. Nervös öffnete ich das email und blickte gespannt auf den sehr übersichtlichen und für Laien extrem lesbaren HKP. Die viergliedrige Brücke und die zwei Implantate würden insgesamt 2950 Euro kosten. Die Behandlung würde in zwei Phasen von je einer Woche erfolgen und danach abgeschlossen sein.

Das war erschwinglich, zumal meine Versicherung einen alternativen Brückenvorschlag für die beiden Implantate erhalten hätte, der mir dann mit einem Regelbetrag vergütet worden wäre. Mein kalkulierter Eigenbeitrag läge dann bei etwa eintausend Euro. Das wäre eine durchaus akzeptable Summe, vor allem wenn man bedenkt, dass mich eine vergleichbare Behandlung in Deutschland ein Vielfaches dieses Betrages gekostet hätte.

Meine Euphorie war groß und ich entschloss mich, einen Termin zu vereinbaren und zur

Behandlung nach Heviz, Ungarn zu fahren. Die Dentalklinik bot mir eine von ihr betriebene Ferienwohnung an, die pro Tag vierundzwanzig Euro (einschl. Frühstück) kosten sollte. Außerdem hat die Klinik ein kostenloses Dentaltaxi, das jeden Patienten abholt und wieder in seine Unterkunft bringt. Falls die Anreise per Zug oder Flugzeug erfolgen sollte, wird kostengünstiger Transfer von Budapest, Bratislava, Graz oder Wien angeboten. Das klang alles sehr gut und nach bester Organisation und erstklassigem Kunden- bzw. Patientenservice.

Ich habe gespannt auf den Tag meiner Abreise gewartet, insbesondere da ich zwischenzeitlich auch das o.k. meiner Versicherung bekam.

Urlaub und Zahnbehandlung in Ungarn

Nun war es soweit. Der Tag der Abreise rückte immer näher und plötzlich war ich in Heviz – ein lieblicher Ort, nur ein paar Kilometer vom Plattensee entfernt. Bad Heviz war schon zu Römerzeiten ein Heil- und Kurort und auch jetzt lädt der größte natürliche Mineralsee der Welt zum „Auftanken" ein. (Einen zweiten gibt es nur noch auf Neuseeland). Zwanzigtausend Liter mineral- und schwefelhaltiges Wasser werden jede Minute aus der sich in achtunddreißig Meter Tiefe befindlichen Wasserquelle in den See gepumpt. Alle drei Tage ist damit das Wasser vollkommen erneuert. Ein verschlungenes, romantisches Bächlein leitet das Wasser in den ein paar Kilometer entfernten Balaton.

Hier soll es also sein, der Ort, an dem ich meine Zähne sanieren lassen werde. Es lag bereits ein Zettel für mich bereit mit dem Hinweis, dass ich am nächsten Tag um zehn Uhr mit dem Dentaltaxi abgeholt werden sollte. Das klappte alles wunderbar und ohne Nachfragen.

Die Untersuchung war sehr gründlich und der Zahnarzt bestätigte erneut den Behandlungsvorschlag der Voruntersuchung. Am nächsten Tag sollten dann die Abdrücke genommen werden und danach der lockere Schneidezahn entfernt und ein Provisorium eingesetzt werden. Außerdem sollten die Implantate im unteren Backenzahnbereich eingesetzt werden.

Ein Spezialist untersuchte noch einmal den unteren Kiefer, in dem die Implantate eingearbeitet werden sollten. Er wies mich auf das nicht unbeträchtliche Risiko hin, da auch dort der Kiefer durch Paradontose sehr geschädigt sei.

Ich hatte schon zur Vorbereitung einiges über mögliche Risiken gelesen und war daher sehr dankbar, dass er dieses Thema deutlich ansprach und es mir auch auf dem Bildschirm erläuterte.

Ich hatte den Eindruck, dass er mir nahelegen wollte, die Sache mit den beiden Implantaten noch mal zu überlegen. Ich fragte ihn nach Alternativen und er sagte, er schlägt eine Brückenlösung vor. Dabei würden die zwei letzten stabilen Zähne in der Zahnreihe als Pfeiler einer „freischwebenden" Brücke dienen. Einer der zwei fehlenden Backenzähne wäre danach wieder voll ersetzt.

Das klang nun alles sehr kompliziert, aber durchaus einleuchtend. Mir imponierte vor allem, dass die gewinnträchtigere, aber risikoreiche Implantatslösung zugunsten einer zufriedenstellenden Brückenlösung vorgeschlagen wurde.

Das alles habe ich bei den bisherigen Arztbesuchen in Deutschland vermisst. Es wurde immer nur von Implantaten als einzige Lösung gesprochen.... Brücken wurden noch nicht einmal erwähnt, ganz zu schweigen von den möglichen Risiken eines Implantats. Das hat bei mir das ungute Gefühl erzeugt, dass die teurere Behandlung die bevorzugte – nicht jedoch die beste im Sinne des Patienten – sei.

Ich bat den behandelnden Arzt um einen weiteren HKP auf der Basis von zwei Brücken: einer viergliedrigen Brücke im oberen Schneidezahnbereich und einer dreigliedrigen, freihängenden Brücke im unteren Backenzahnbereich.

Und so schauen die Gesamtkosten für diese Behandlung aus:

Zahnbehandlung in Heviz/Ungarn

Behandlungsart:	Preis der Behandlung	Rückerstattung Krankenver- sicherung	Eigenanteil
Ziehen eines Zahnes und provisorische Prothese	190,00 Euro	123,50 Euro	66,50 Euro
Drei Kronen für hintere Backenzähne	750,00 Euro	487,00 Euro	263,00 Euro
Viergliedrige Brücke im Frontalbereich und Dreigliedrige Brücke im hinteren Backenzahn- bereich	1750,00 Euro	1170,00 Euro	580,00 Euro

Abbildung 8: Kosten meiner Zahnbehandlung in Heviz

Ich weiß, dass diese Preise kaum mehr zu unterbieten sind und dass es Zweifler daran geben mag, ob das auch alles stimmt. Deshalb möchte ich die Original HKP und Rechnung hier abdrucken. Für das Ziehen des oberen Schneidezahnes und das Einsetzen eines Provisoriums habe ich 190 Euro gezahlt. Meine Krankenversicherung hat mir davon 123,50 Euro zurückerstattet, so dass ich einen Eigen- anteil von fast 67 Euro für diese Behandlung hatte.

Ich kann mir gut vorstellen, dass dem einen oder anderen Leser Zweifel kommen mögen, ob das auch alles so den Tatsachen entspricht. Ich drucke deshalb an dieser Stelle die Originalrechnung für das Ziehen eines Zahnes und das Einsetzen des Provisoriums ab, damit sich jeder von der Richtigkeit meiner Angaben überzeugen kann:

RECHNUNG

Behandlungen [Zahn]	Einheits-preis	Menge	Preis
Erste klinische Untersuchung	0,00	1	0,00
Beratung	0,00	1	0,00
Vitalität und Mobilitätsprüfung	0,00	1	0,00
Behandlungsplan und Kostenvoranschlag	0,00	1	0,00
Panoramaaufname	0,00	1	0,00
E...fernen eines Zahnes (Zahnentfernung) [21]	40,00	1	40,00
Provisorische Prothese [OK]	140,00	1	140,00
Summe:			**180,00**
Material und Laborkosten insgesamt: **(Eigenes Dental-Labor)**			**29,00**
Extra Goldpreis:	0,00	0,00 g	0,00
Rechnung total:			**209,00**
Mwst: 0%			**0,00**
Extra-Preisermässigung:			**-19,00**
Zu zahlende Summe:			**190,00**

Héviz, 06.05.2015

Arzt für Zahnheilkunde
Dr. Gelencsér Kálmán

Abbildung 9: Rechnung Zahnentfernung und Provisorium in Euro

Ein bisschen aufgeregt war ich schon, als ich am nächsten Tag wieder sehr pünktlich mit dem Dentaltaxi abgeholt wurde und in der Klinik ankam. Ohne Wartezeiten ging es in den Behandlungsraum. Dort wurde das Entfernen des wackeligen Frontzahnes vorbereitet. Eine Betäubungsspritze wurde gesetzt und kurze Zeit später war der Zahn komplikationslos gezogen und das Provisorium eingesetzt. Es saß wie angegossen. Die Abdrücke waren ja schon am Vortag abgenommen worden.

Meine erste Behandlungsphase war damit abgeschlossen, und zwar nach bereits zwei Tagen! Da die Lücke des gezogenen Zahnes erst verheilen musste, konnte die Behandlung nicht direkt fortgesetzt werden. Ich wartete mit der nächsten Behandlungsphase ein paar Wochen. Mit dem Ergebnis des Provisoriums war ich sehr zufrieden. Schmerzen traten zu keiner Zeit auf. Es war wunderbar. Es sah alles schon sehr „fertig" aus, obwohl es eine provisorische Prothese war, die den Wackel-zahn ersetzte. Meine Freunde, denen ich davon nichts erzählt habe, bemerkten es sofort und waren beeindruckt.

Nach vier Wochen fuhr ich erneut nach Heviz, um die Behandlung abzuschließen. Innerhalb von vier Tagen wurden mir die zwei Brücken mit insgesamt sieben Kronen eingesetzt. Das alles war absolut schmerzlos und ohne Komplikationen. Die Brücken passten wie an-gegossen und ich konnte damit sofort essen und kauen und hatte keinerlei Probleme. Es war ein sehr befriedigendes und beglückendes Gefühl, wieder richtig gute und schöne Zähne im Mund zu haben.

Die Gesamtrechnung, die ich erhalten habe, möchte ich auch hier abdrucken, also die Kosten für die zwei Brücken:

1. die viergliedrige vollverblendete Keramikbrücke des oberen Frontbereichs und

2. die dreigliedrige vollverblendete Keramikbrücke des hinteren Backenzahnbereichs.

Die Kosten betragen insgesamt 1750 Euro und davon habe ich von meiner Krankenversicherung 1170 Euro zurückerhalten, so dass ich einen Eigenanteil von sage und schreibe nur **580 Euro** zu tragen habe. Ein so hohes Lustgefühl und eine so große Freude an meiner gelungenen Entscheidung und dem sehr ästhetischen und präsentablen Ergebnis, habe ich selten erlebt. Dies ist nun die Gesamtrechnung für die zwei Brücken mit insgesamt sieben Kronen:

Behandlungen [Zahn]	Einheits-preis	Menge	Preis	Valuta
Erste klinische Untersuchung	0,00	1	0,00	EUR
Beratung	0,00	1	0,00	EUR
Vitalität und Mobilitätsprüfung	0,00	1	0,00	EUR
Behandlungsplan und Kostenvoranschlag	0,00	1	0,00	EUR
Panoramaaufname	0,00	1	0,00	EUR
Zahnsteinentfernung	33,00	1	33,00	EUR
Politur	11,00	1	11,00	EUR
Entfernen eines Zahnes (Zahnentfernung) [21]	40,00	1	40,00	EUR
Krone Präparation (pro Zahn) [12-11,22,34-35]	18,00	5	90,00	EUR
Sulcuserweiterung [12-11,22,34-35]	2,00	5	10,00	EUR
Fixzahnersatz Abdruck	21,00	2	42,00	EUR
Präzisionsabdruck	21,00	2	42,00	EUR
Bissregistration	10,00	1	10,00	EUR
Artikulationsmodell	5,00	1	5,00	EUR
Zentralokklusion	10,00	1	10,00	EUR
Provisorische Kronen und Brückenglieder [12-11,22,34-35]	8,00	5	40,00	EUR
Metallkeramik Kronen Vollverblendet (Brücke) [12-11,22,34-35]	70,00	5	350,00	EUR
Metallkeramik Brückenglieder Vollverblendet [21,36]	70,00	2	140,00	EUR
Eincementierung [12-11,22,34-35]	15,00	5	75,00	EUR
Bisskorrektion (Einschleifen)	12,00	1	12,00	EUR
Summe:			**910,00**	**EUR**
Material und Laborkosten insgesamt: (Eigenes Dental-Labor)			**1015,00**	**EUR**
Extra Goldpreis:	0,00	0,00 g	0,00	EUR
Rechnung total:			**1925,00**	**EUR**
Mwst: 0%				EUR
Extra-Preisermässigung:			-175,00	EUR
Zu zahlende Summe:			**1750,00**	**EUR**

Abbildung 10: Rechnung für zwei Brücken

Mein Fazit

Nach allem, was ich hier geschrieben habe, komme ich zu einem ganz eindeutigem Ergebnis: Meine Zahnbehandlung in Heviz / Ungarn war ein voller Erfolg. Der Zahnersatz fühlt sich sehr angenehm an, sieht sehr gut aus und ist Teil meines natürlichen Gebisses. Da ist kein Gefühl von etwas Fremdem oder etwas, was dort nicht hineingehört.

Ich bin sehr glücklich, dass ich diese Alternative gefunden habe. Ich möchte gerne meine Zahnsanierung in Ungarn fortführen, denn ich habe noch drei weitere Zähne, deren Kronen bereits schadhaft sind und ausgetauscht werden müssen. Gerne freue ich mich, wenn ich dann wieder Gelegenheit habe, nach Heviz zu fahren.

Ich möchte auch an dieser Stelle diesen HKP für die drei Zähne veröffentlichen, die demnächst überkront werden müssen. Eine vollverblendete Krone kostet danach 250 Euro, ein für mich nach wie vor sensationeller Preis. Wenn ich an die Kosten denke, die ich zu Hause in München für diese drei Kronen zahlen müsste, dann ist mein Fazit bezüglich

Zahnsanierung ganz klar: Es gibt keine Alternative zu meinem Zahnarzt in Ungarn.

Und hier ist nun der Kostenvoranschlag:

1917/2015

HEIL- UND KOSTENPLAN

Behandlungen [Zahn]	Einheits-preis	Menge	Preis Valuta	
Erste klinische Untersuchung	0,00	1	0,00	EUR
Beratung	0,00	1	0,00	EUR
Vitalität und Mobilitätsprüfung	0,00	1	0,00	EUR
Behandlungsplan und Kostenvoranschlag	0,00	1	0,00	EUR
Panoramaaufname	0,00	1	0,00	EUR
Infiltrationsanästhesie	5,00	2	10,00	EUR
Aufbau Füllung [46-44]	40,00	3	120,00	EUR
Krone Präparation (pro Zahn) [46-44]	18,00	3	54,00	EUR
Sulcuserweiterung [46-44]	2,00	3	6,00	EUR
Fixzahnersatz Abdruck	21,00	1	21,00	EUR
Präzisionsabdruck	21,00	1	21,00	EUR
Bissregistration	10,00	1	10,00	EUR
Artikulationsmodell	5,00	1	5,00	EUR
Zentralokklusion	10,00	1	10,00	EUR
Provisorische Kronen und Brückenglieder [46-44]	8,00	3	24,00	EUR
Metallkeramik Kronen Vollverblendet (Brücke) [46-44]	70,00	3	210,00	EUR
Eincementierung [46-44]	15,00	3	45,00	EUR
Bisskorrektion (Einschleifen)	12,00	1	12,00	EUR
Summe:			**548,00**	**EUR**
Material und Laborkosten insgesamt: (Eigenes Dental-Labor)			277,00	EUR
Extra Goldpreis:	0,00	0,00 g	0,00	EUR
Rechnung total:			825,00	EUR
Mwst: 0%				EUR
Extra-Preisermässigung:			-75,00	EUR
Zu zahlende Summe:			750,00	EUR

VERTEILUNG VON BEHANDLUNGSKOSTEN:

	1. Behandlungsphase:	8	Arbeitstage*	750,00	*EUR*

Hévíz, 11.06.2015   Erstellt von:

Abbildung 11: Kostenvoranschlag von drei vollverblendeten Kronen

Wenn ich das alles bewerte, dann kann ich nur zu dem einen Ergebnis kommen: Eine Zahnsanierung lohnt sich in Ungarn. Der angenehme Aspekt, der zunächst etwas beunruhigend war, ist das fremde Land.

Ich habe fast nur Menschen getroffen, die deutsch sprachen. Die Zahnärzte und das gesamte Personal in der Dentalklinik: Alle sprechen perfekt deutsch.

Die Kombination von Zahnarzt und Urlaub hat etwas Faszinierendes an sich, ja etwas sehr Entspannendes und Aufregendes zugleich. Das Heilbad Heviz ist ein kleiner Ort mit großer Vergangenheit, wunderschönen Naturschutzgebieten, Wäldern, Weinbergen und vor allem: sehr zahlreichen Restaurants und Weinstuben mit großartigem Service und Preisen wie zu DM-Zeiten. Kaum ein Gericht kostet mehr als fünf bis sechs Euro.

Ein weiter positiver Aspekt sind die extrem niedrigen Kosten der Lebenshaltung. Für dein Geld bekommst du etwas zurück und zwar:

Leistung! Qualität! Freundlichkeit!

Wenn ich in das Erholungs- und Heilzentrum rund um den Mineralsee gehe, dann muss ich natürlich Eintritt zahlen. Wie viel? Fünfzehn Euro? Zwanzig Euro? Nein: ich zahle für drei Stunden ganze SIEBEN Euro. Das Wasser ist einzigartig. Es trägt mich, ich schwebe dahin, ich kann die zahlreichen Liegen benutzen, das Schlammbad, die Wassermassagen im Becken. Und ob es draußen warm oder kalt ist: Das Wasser ist immer warm und um die 34 Grad C herum. Du schwimmst und bist umringt von einem Meer blühender indischer Seerosen. Das ist sehr angenehm, erholsam und extrem entspannend. Eine wahre Oase des Wohlfühlens und völliger Entspannung.

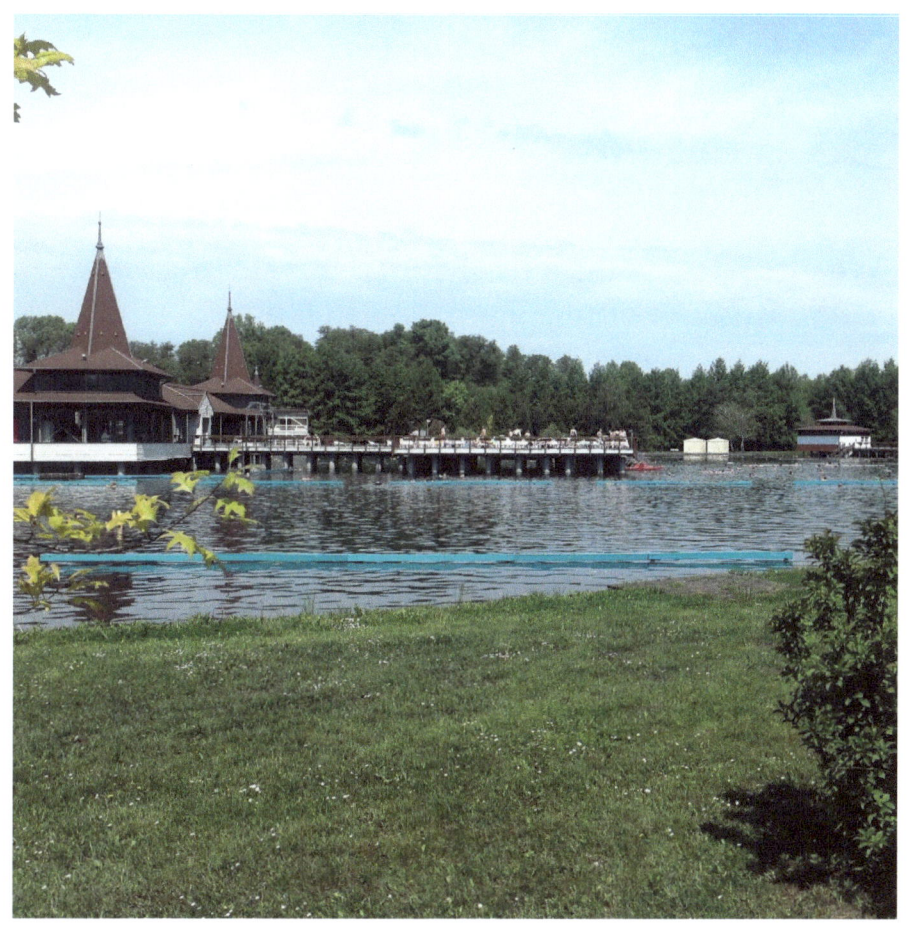

Abbildung 12: Heviz Mineralsee

Wem Heviz mit der Zeit zu eng und zu klein wird, der kann sich für vier Stunden ein Fahrrad mieten und zahlt dafür gerade einmal 2,50 Euro. In dreißig Minuten radelst du durch Auen und Wälder zum Balaton oder Plattensee. Eine herrliche Seeidylle wartet dort auf jeden.

Mein Fazit:

Urlaub und Zahnsanierung kann jeder perfekt kombinieren – und das zu wirklich erschwinglichen Preisen.

Wo ist das möglich? Meine Erfahrung ist eindeutig: bei einem Zahnarzt in Ungarn!

Exkurs: Heviz in Ungarn – ein Ort, der fasziniert

Ich möchte dieses Buch nicht abschließen, ohne ein paar eigene Bilder dieses liebenswerten Ortes anzufügen.

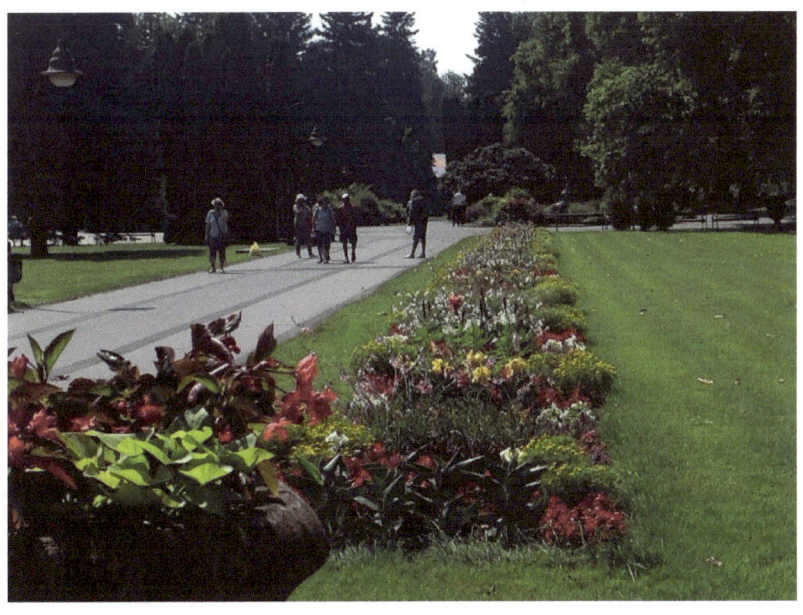

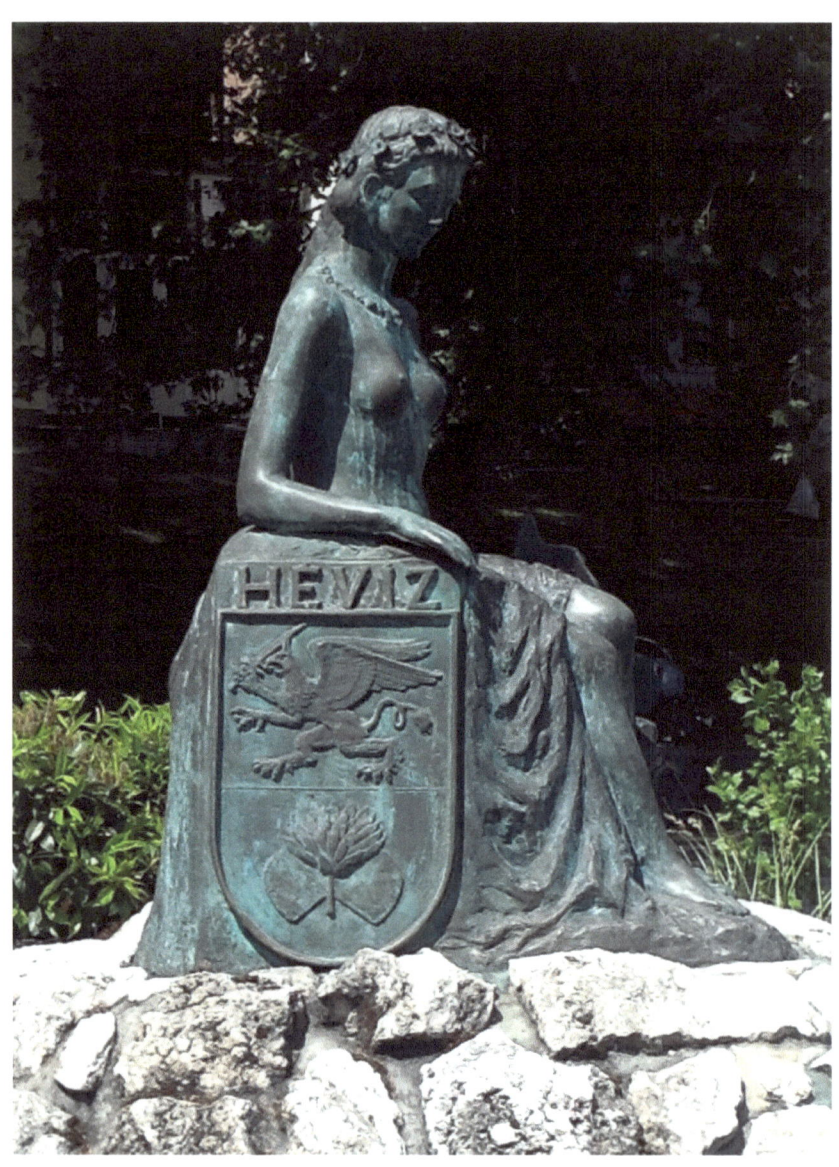

Die herrlich blühenden indischen Seerosen sind auf dem Mineralsee und dem daraus fliessenden Bach allgegenwärtig. Die Blütenpracht ist einmalig und verzaubert. Gegen Mittag öffnen sich die Blüten und verbreiten eine wunderbare orientalische Atmosphäre.

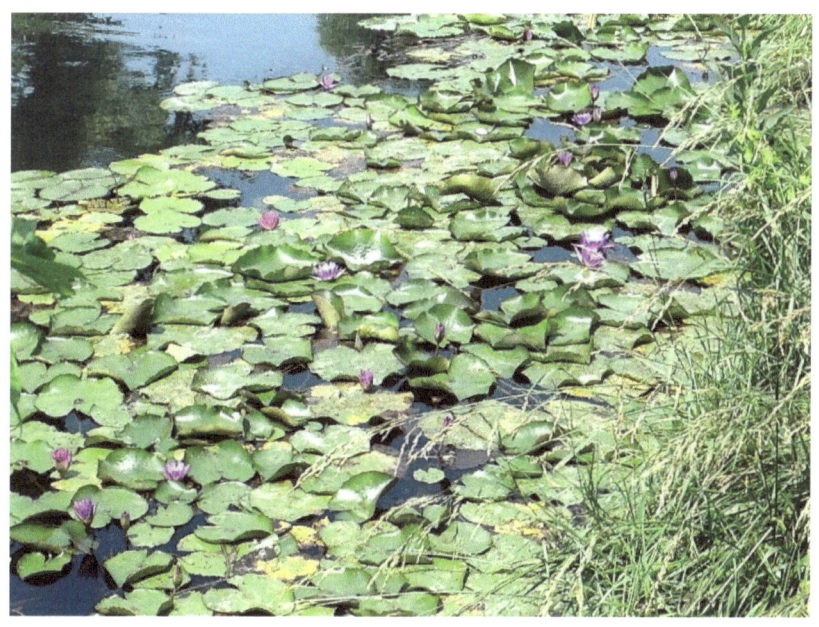

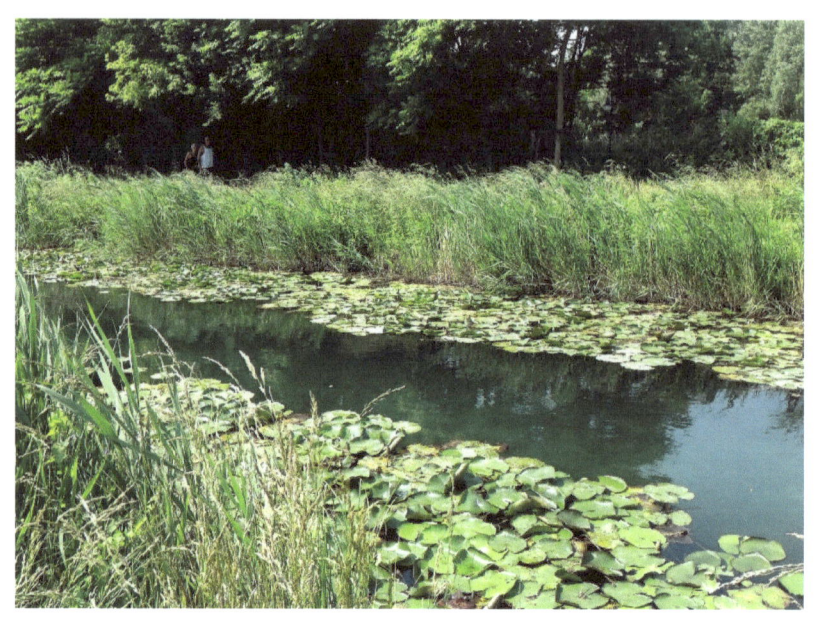

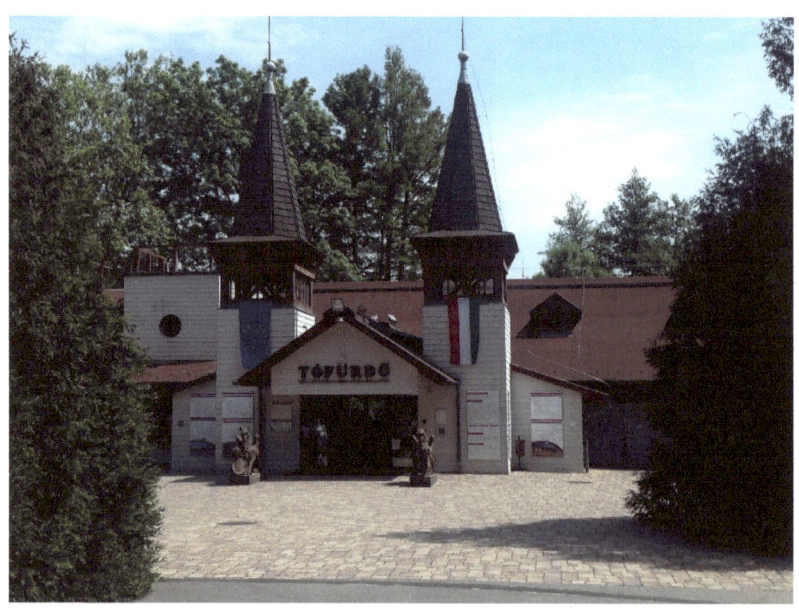

Die charakteristischen Türme zieren den Eingang zum Mineralsee und zu dem ältesten Freibad am Plattensee (Mitte 19. Jahrhundert – und es ist immer noch in Betrieb). Sie passen und prägen die Landschaft rund um den Plattensee.

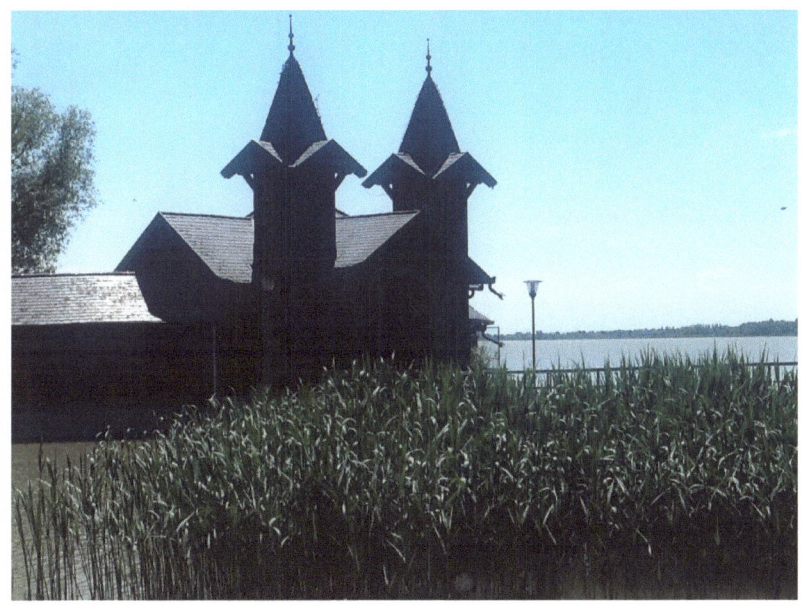

Die „blaue" Kirche wird auch die „Neuner-Kirche" genannt, da sie an einem ungewöhnlichen Datum eingeweiht wurde: 9.9.1999 – daher Neuner-Kirche. Sie steht auf der höchsten Erhebung in Heviz und dient als markanter Zielpunkt. Die Hauptstraßen gehen von hier aus in alle Richtungen. Sie wird damit ein Ziel- und Orientierungspunkt in dem ansonsten recht überschaubaren altrömischen Heilbad Heviz.

Ich empfehle darüber hinaus die folgende Webseite, auf der die Gästezeitung von Bad Heviz online erhältlich ist. Sie gibt einen guten Überblick über das Geschehen in Heviz. Dies ist der Link dazu:

http://www.badheviz.de/bad-heviz/gaestezeitung.html

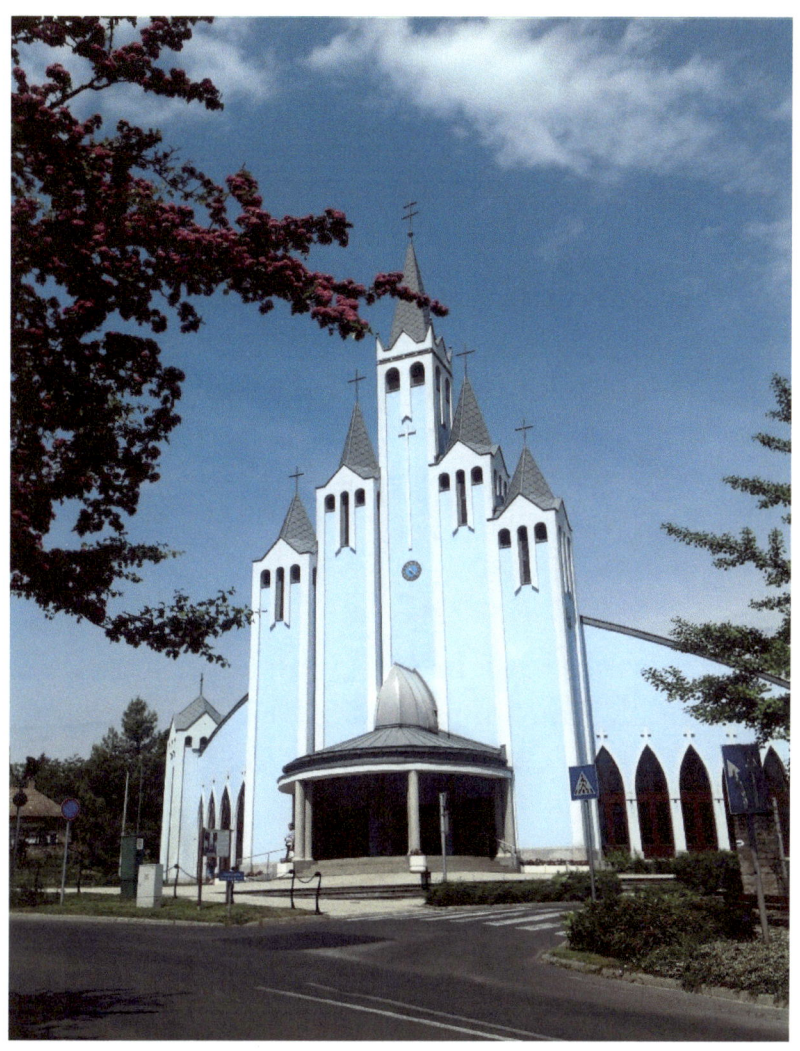

Impressum

Verantwortlich für diese Publikation:

Joe Appel, Autor & Herausgeber

sowie:

japublio-Verlag München

verantwortliche Geschäftsleitung:
Joe Appel, Staudingerstr. 55, 81735 München
Tel: 0176 – 43091276
Email: japub03@gmail.com

www.ingramcontent.com/pod-product-compliance
Lightning Source LLC
Chambersburg PA
CBHW040839180526
45159CB00001B/244